改訂6版

救急蘇生法の指針 2020

市民用

JN106410

監修 日本救急医療財団
心肺蘇生法委員会

へるす出版

日本救急医療財団
心肺蘇生法委員会構成機関

日本医師会

日本救急医学会

日本胸部外科学会

日本集中治療医学会

日本歯科医学会

日本循環器学会

日本小児科学会

日本神経救急学会

日本蘇生学会

日本麻酔科学会

日本臨床救急医学会

日本脳死・脳蘇生学会

日本周産期・新生児医学会

日本脳低温療法・体温管理学会

日本小児救急医学会

日本内科学会

日本産科婦人科学会

日本蘇生協議会

全国消防長会

日本救急医療財団

救急振興財団

日本赤十字社

警察庁交通局交通企画課

警察庁交通局運転免許課

総務省消防庁救急企画室

文部科学省総合教育政策局男女共同参画共生社会学習・安全課

厚生労働省医政局地域医療計画課

（順不同）

序　文

　国際蘇生連絡委員会（ILCOR）は「心肺蘇生に関わる科学的根拠と治療勧告コンセンサス（CoSTR）」を2005年に初めて発表し、以後5年毎に改訂してきました。この世界共通のCoSTRに基づいて、国や地域がそれぞれの事情に合わせてもっとも効果的なガイドラインを作成することになっています。2017年からはILCORはCoSTRの改訂を5年毎に行う方針を変更し、部分的なアップデートを毎年行うようにしました。これに合わせて、アメリカ心臓協会では毎年ガイドラインの改訂を行うことになりましたが、ヨーロッパ蘇生協議会と日本蘇生協議会（JRC）では、頻繁に改訂がなされると現場におけるガイドラインの定着と実践を妨げる恐れがあると考え、これまで通り5年毎に、その間のアップデートをまとめてガイドラインの全面改訂を行う方針となりました。JRCでのガイドラインの策定時期については、当初2020年10月の2020年CoSTRアップデートの発表に合わせる予定でしたが、同年の年初から新型コロナウイルス感染症が世界中で猛威をふるい、多くの編集委員がガイドライン策定作業にあたることが困難な状況となったため時期が延期となり、2021年3月末に「JRC蘇生ガイドライン2020」としてウェブサイトに公表されました。その後に寄せられたパブリックコメントを整理して、6月末に確定版が書籍として出版されました。

　日本蘇生協議会（JRC）はILCORへの窓口となることを目的として、2001年に日本救急医療財団心肺蘇生法委員会から独立して設立された組織です。JRCは2006年にアジア蘇生協議会の一員としてILCORに加盟し、これまで関連各学会の協力を得て「JRC蘇生ガイドライン2010」および「JRC蘇生ガイドライン2015」を策定してきました。今回出版された「JRC蘇生ガイドライン2020」は、2020年までの最新のCoSTRに基づいています。

　市民による応急手当および一次救命処置の標準テキストである「救急蘇生法の指針」は、1993年に日本医師会救急蘇生法教育検討委員会から初版が上梓されました。主に市民を対象に行われる救急蘇生法の教育は、この指針に準拠することが求められています。そして、各種団体が応急手当および一次救命処置の研修コースを行う

さいの学習テキストや実習内容も、この指針に沿って作成され実施されます。

2001年には日本医師会の了解のもとで日本救急医療財団心肺蘇生法委員会が構成機関の協力を得て「救急蘇生法の指針」の改訂を行うことになり、JRC蘇生ガイドラインの策定後はそれに合わせた改訂を行ってきました。今回の「改訂6版 救急蘇生法の指針2020（市民用）」および「改訂6版 救急蘇生法の指針2020（市民用・解説編）」は「JRC蘇生ガイドライン2020」に準拠し、市民用のテキストとして編集された最新のテキストです。

今回の改訂では、前回に続き、すべての心停止傷病者に質の高い胸骨圧迫が行われることをもっとも重視しました。そのために、傷病者に反応がない場合だけでなく、反応の有無の判断に迷う場合にも、119番通報とAEDの要請を行うように改訂しました。また、これまでと同様に、普段どおりの呼吸があるか判断に迷うときは、ただちに胸骨圧迫から心肺蘇生を開始することを強調しています。講習を受けて人工呼吸の技術を身につけていて、人工呼吸を行う意思がある場合には、胸骨圧迫と人工呼吸を組み合わせることとしました。

一方で、新型コロナウイルス感染症が流行している状況下では、すべての心停止傷病者に感染の疑いがあるものとして救命処置を行う必要があります。救助者への感染を防ぐために、成人の心停止に対しては人工呼吸を行わない手順を示しました。

救急蘇生法の学習は、自分の大切な家族、友人、そして隣人の命を守りたいという人間的な愛の表現であり、市民の義務の1つと考えます。救急蘇生法の学習を通して市民がお互いに「命を慈しみ合う」安心で安全で温かな社会が醸成されることを、強く願っています。

本指針の編集委員会および心肺蘇生法委員会委員の皆様に心から感謝を申し上げるとともに、本指針の普及により心停止にみまわれた傷病者の方々が、一人でも多く社会復帰できることを祈ります。

日本救急医療財団心肺蘇生法委員会
改訂6版 救急蘇生法の指針2020（市民用）編集委員会
委員長　坂本　哲也

改訂6版 救急蘇生法の指針2020 （市民用）編集委員会

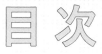

目 次

本書の基本理念

　救急蘇生法は、容態が急変した人の命を守るために必要な知識と手技のことです。このため、本書には医学的な説明、手順、手技が書いてあります。今まで、医療に関係のなかった方々には、馴染みにくいかもしれません。しかし、自分の大切な家族、友人、そして隣人が突然倒れたとき、その命を守るためには、これらの技能が不可欠です。

　馴染みのない救急蘇生法を学習するよい方法は、具体的なイメージを描くことです。たとえば、夕食後、自宅のリビングのテレビの前でおばあちゃんが急に意識を失って倒れたらどうすればいいの？　と自分に問いかけるのです。最初に声をかけて、返事がなければお父さんとお母さんを大声で呼んで、ポケットの携帯電話を取り出して119番通報し、次におばあちゃんが息をしているか確かめるために、胸とお腹の動きを観察して……など、実際の状況を思い浮かべて学んでください。

　実際の救急蘇生法では、手順や手技の正確さよりも急変した傷病者の命を守るために「何か役立つこと」を迅速に始めることが大切です。もし目の前で倒れた人に遭遇したら、臆せず躊躇せず、覚えていることをわずかでも実施してあげてください。周囲の人たちが助けてくれるはずです。

　自分の大切な家族、友人、そして隣人の命を守るために、そして見知らぬ市民同士がお互いに「命を慈しみ合う」安心で安全で温かな社会をつくるために、勇気をもって救急蘇生法を学んでください。

Ⓘ 改訂の要点

　本書『救急蘇生法の指針』は、『JRC蘇生ガイドライン2020』（JRC G2020）に基づいて改訂しました。

　前回のガイドライン改訂は2015年に行われましたが、そのさいには内容の単純化あるいは簡素化により、市民がその内容をよりよく理解し実施しやすいように配慮されました。それでも、市民にとって心肺蘇生は勇気がいることで、とくに反応や呼吸の判断に迷い、ためらってしまうことは珍しくありません。しかし、仮に心停止でない傷病者に胸骨圧迫を行ったとしても、傷病者に大きな害を与えることはまれなので、本書では、普段どおりの呼吸かどうかの判断に迷った場合もためらわずに胸骨圧迫を開始することの重要性をさらに強調しています。また、反応があるかどうか迷ったときでも119番通報をすれば通信指令員から、心停止の判断や胸骨圧迫の手技に関する助言をもらえます。

　また、成人と小児の「救命の連鎖」の概念を統一し、市民が行う心肺蘇生の手順は共通であるという考え方は、今回のJRC G2020でも引き継いでいます。その大きな理由は、市民が反応のない傷病者を目の前にしたときに、その傷病者が成人であっても小児であっても、"何もできない"ことを回避するために同じ手順にしました。勇気をもって、たとえば胸骨圧迫などの"何か"の行動を開始しやすいようにと考えたからです。

　前回と同様にJRC G2020では心肺蘇生を行う人の立場や熟練度に応じて、もっとも適した手順をすすめています。市民はそれぞれに心停止に遭遇する可能性が異なり、医学的な知識や実施できる手技も大きく異なります。しかし、これまで講習を受ける機会がなかった市民でも、人工呼吸を行う自信がない市民であっても胸骨圧迫だけは必ず行うこととしています。やり方がわからないときには119番通報時に教えてもらうこともできます。

　一方、ライフセーバーなどの熟練救助者や心停止に遭遇する可能性が高い市民には、医療従事者と同様に人工呼吸を含む心肺蘇生を実施できることが理想的です。

また、小児に接する機会の多い職種（保育所職員など、幼稚園・学校教諭）や養育者（親など世話をする人たち）についても、胸骨圧迫とともにできるだけ人工呼吸を含む心肺蘇生を習得することが望まれます。

　JRC G2010から設けられた「普及・教育のための方策」という章では、継続して胸骨圧迫のみの心肺蘇生とAEDの使い方に内容を絞った短時間の講習、小学校から始まる学校教育への普及や119番通報時の口頭指導の充実に関することなどが強調されています。また、入浴中の心停止や熱中症などわが国で多く発生する心停止を紹介し、予防的アプローチの重要性を強調しています。本書の改訂においてもこれらの点を反映させています。

　JRC G2015に引き続き「ファーストエイド」の章が作成されましたので、本書でも充実させています。

　また、「新型コロナウイルス感染症流行期への対応」の章を加えました。

Ⅱ 救急蘇生法とは

　市民が行う救急蘇生法は一次救命処置とファーストエイドです（図1）。

　突然の心停止、もしくはこれに近い状態になった傷病者を社会復帰に導くための方法を一次救命処置といいます。一次救命処置には胸骨圧迫や人工呼吸による心肺蘇生とAED（自動体外式除細動器）を用いた電気ショックに加え、異物で窒息をきたした傷病者への気道異物除去も含まれます。一次救命処置は特別な資格がなくても誰でも行えるだけでなく、救急救命士や医師が医療資材を用いて行う二次救命処置よりも命を守るために大きな役割を果たします。

　一方、急な病気やけがをした人を助けるために最初に行う一次救命処置以外の行動をファーストエイドといいます。ファーストエイドにより命を守り、苦痛を和らげ、それ以上の悪化を防ぐことが期待できます。ファーストエイドには熱中症への対応や出血に対する圧迫止血が含まれます。

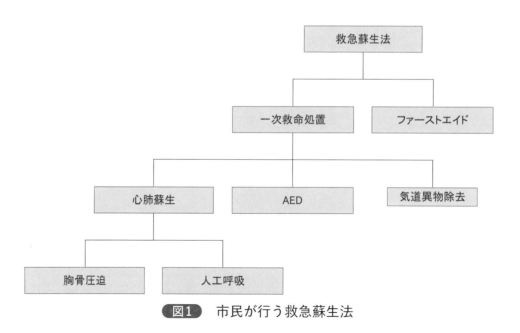

図1 市民が行う救急蘇生法

Ⅲ 救命の連鎖と市民の役割

　生命の危機に陥った傷病者を救命し、社会復帰させるために必要となる一連の行動と処置を「救命の連鎖」（図2）といいます。「救命の連鎖」を構成する4つの輪がすばやくつながると救命効果が高まります。鎖の1つめの輪は心停止の予防、2つめの輪は心停止の早期認識と通報、3つめの輪は一次救命処置（心肺蘇生とAED）、4つめの輪は救急救命士や医師による高度な救命医療を意味する二次救命処置と心拍再開後の集中治療です。

　「救命の連鎖」における最初の3つの輪は、現場に居合わせた市民によっても行われることが期待されます。たとえば、市民が心肺蘇生を行った場合は、行わなかった場合に比べて生存率が高いこと、さらに、電気ショックは現場に居合わせた市民がAEDで行うほうが、119番通報で駆けつける救急隊が行うよりも早く実施できるため生存率や社会復帰率が高いことがわかっています。市民は「救命の連鎖」を支える重要な役割を担っているのです。

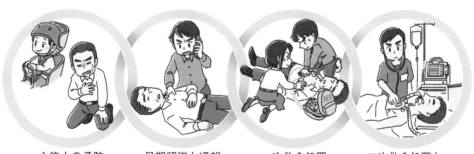

| 心停止の予防 | 早期認識と通報 | 一次救命処置
（心肺蘇生と AED） | 二次救命処置と
集中治療 |

図2　救命の連鎖

1 「救命の連鎖」の1つめの輪　〜心停止の予防〜

　小児は大けが（外傷）、水の事故（溺水）、窒息などにより突然、死に至ることがあります。いずれも予防が可能なので、未然に防ぐことが何よりも大事です。

　成人の突然死の原因には急性心筋梗塞や脳卒中があります。これらは生活習慣病ともいわれ、がんとともに日本人の主な死因です。成人の突然死の予防では、生活習慣病になるリスクを低下させることも重要ですが、「救命の連鎖」における急性心筋梗塞や脳卒中での「心停止の予防」は、その初期症状に気がついて救急車を要請することを含みます。これによって、心停止に至る前に医療機関で治療を開始することが可能になります。また、わが国では高齢者の窒息、入浴時の事故、熱中症なども心停止の原因として多く、これらを予防することも重要です。さらに、運動中の心停止の予防も大切です。

2 「救命の連鎖」の2つめの輪　〜早期認識と通報〜

　心停止を早期に認識するには、突然倒れた人や、反応のない人をみたら、ただちに心停止を疑うことが欠かせません。反応の有無の判断に迷った場合でも勇気を出して大声で叫んで応援を呼び、119番通報を行って、AEDや救急隊が少しでも早く到着するように努めます。傷病者に重大な異常がなかったとしても立派な行動です。

　なお、119番通報を行うと通信指令員から胸骨圧迫の指導などを受けることができます。

3 「救命の連鎖」の3つめの輪　〜一次救命処置（心肺蘇生とAED)〜

　「救命の連鎖」の3つめの輪は一次救命処置（心肺蘇生とAED)、つまり停止した心臓と呼吸の働きを補助することです。心臓が止まると10秒あまりで意識が消失し、そのままの状態が続くと脳の回復は困難となります。

1）心肺蘇生

　心肺蘇生は胸骨圧迫と人工呼吸を組み合わせることが原則ですが、胸骨圧迫だけを実施することもあります。心臓が止まっている間、胸骨圧迫によって心臓や脳に血液を送りつづけることは、AEDによる心拍再開の効果を高めるためにも、さらには心拍が再開した後に脳の後遺症を少なくするためにも重要です。効果的な胸骨圧迫と人工呼吸を行うためには、講習を受けて習得しておくことがすすめられます。講習を受けていなければ胸骨圧迫だけを実施することが推奨されます。胸骨圧迫は、強く、速く、絶え間なく行うことが重要です。

2）AED

　突然の心停止は、心臓が細かくふるえる「心室細動」によることが多く、この場合、心臓の動きを戻すには電気ショックによる「除細動」が必要となります。心停止から電気ショック実施までにかかる時間が、傷病者の生死を決定するもっとも重要な因子です。

　AEDは自動的に心電図を解析して電気ショックが必要かどうかを決定し、音声メッセージなどで指示するので、それに従えば操作は難しくありません。AEDは訓練を受けていない市民でも使うことができますが、講習で心肺蘇生とともに使用方法を身につけておくことが望まれます。

3）市民による一次救命処置と社会復帰率

　心臓が止まってから時間の経過とともに救命の可能性は急激に低下しますが（図3の破線）、救急隊を待つ間に居合わせた市民が救命処置を行うと救命の可能性が2倍程度に保たれる（図3の実線）ことがわかっています。

　わが国では119番通報をしてから救急車が現場に到着するまでにかかる時間は全国平均で8.7分（令和元年）であり、救急車が現場に到着してから救急隊が傷病者に接触するまでにはさらに数分を要することがあるので、市民による一次救命処置が社会復帰の鍵になります。

　実際、市民により倒れるところを目撃された突然の心停止について、市民が心肺

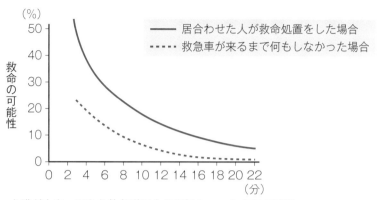

心臓が止まってから救急隊による電気ショックまでの時間
（心室細動例）

図3 救命の可能性と時間経過

　救命の可能性は時間とともに低下しますが、救急隊の到着までの短時間であっても、現場で救命処置をすることで高くなります

〔Holmberg M：Effect of bystander cardiopulmonary resuscitation in out-of-hospital cardiac arrest patients in Sweden. Resuscitation 2000：47（1）：59-70. より引用・改変〕

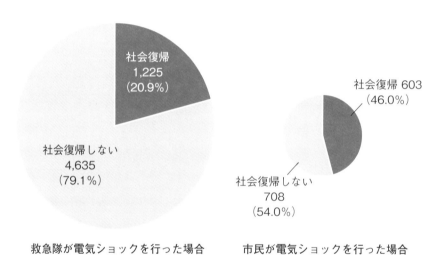

救急隊が電気ショックを行った場合
（5,860例）

市民が電気ショックを行った場合
（1,311例）

図4 電気ショックを救急隊が行った場合と市民が行った場合の1か月後社会復帰率

〔総務省消防庁「救急・救助の現況」令和2年版より〕

　蘇生を実施しなかった場合の1か月後の社会復帰率4.4％に比べ、実施した場合は12.3％と約3倍でした。また、救急隊が電気ショックを実施した場合の1か月後の社会復帰率20.9％に対し、市民が救急隊の到着までに電気ショックを行った場合は46.0％でした（図4）。

そばに居合わせた市民による「心肺停止傷病者への応急手当実施率」は平成6年には13.4％でした。令和元年には50.7％と約4倍になりましたが、社会復帰率向上のためには、市民による質の高い心肺蘇生とAEDの実施率がさらに増加することが望まれます。

4 「救命の連鎖」の4つめの輪　〜二次救命処置と集中治療〜

　救急救命士や医師は一次救命処置と並行して薬物（やくぶつ）や気道確保器具（きどうかくほ）などを利用した二次救命処置を行い、傷病者の心拍を再開させることをめざします。心拍が再開したら、病院での集中治療により脳の障害を防ぎ、リハビリテーションで心身の機能回復を促（うなが）し、社会復帰をめざします。

Ⅳ 突然の心停止を防ぐために

突然の心停止では、ただちに心肺蘇生を行うことで傷病者の救命が期待できますが、より望ましいのは心停止になること自体を防ぐことです。成人では急性心筋梗塞や脳卒中の症状に早期に気づいて、心停止を未然に防ぐことが重要です。それ以外にも窒息、入浴中の事故、熱中症、運動中の心停止、アナフィラキシーなどによる心停止も防ぐことができます。小児では不慮の事故、とくに交通事故や水の事故などから守ることが心停止の予防に重要です。

1 急性心筋梗塞

1）急性心筋梗塞とは

成人がある日突然死亡する主な原因の一つに急性心筋梗塞があります。心臓は筋肉でできたポンプのようなもので、収縮と拡張を絶え間なく繰り返して全身に血液を送り出しています。この心臓の筋肉（心筋）に栄養分や酸素を含んだ血液を送っている血管を冠動脈といいます。急性心筋梗塞は、この冠動脈が血液の塊（血栓）で詰まってしまい、心筋への血流が途絶えた状態が続いて心筋が障害される病気です。そのために心臓のポンプ機能が低下したり、重症の不整脈が引き起こされたりして命が危険にさらされることになります。

2）早く病院で治療を受けることが何よりも大切

最近では急性心筋梗塞に対する治療法が目覚ましく進歩しています。血栓を溶かす薬の注射や血管内に細い管を入れ血管を広げる治療を受けることができれば、心筋の障害を最小限にくいとめることができ、助かる可能性が高くなります。一般に、

心筋を救うことのできる効果が大きいのは急性心筋梗塞を起こしてから2時間以内とされています。より効果的な治療を受けるためには早く救急車を呼んで病院を受診<ruby>診<rt>しん</rt></ruby>しなければなりません。早くに治療を受けることができれば、多くの人は急性心筋梗塞を起こす前と同じように生活を送ることができ、仕事にも復帰できます。急性心筋梗塞になったら一刻も早く病院で治療を受けることが何よりも大切です。

3）急性心筋梗塞の症状

（1）症状の性質

典型的な症状は胸の痛みですが、"重苦しい" "締めつけられる" "圧迫される" "絞られる" "焼けつくような感じ" などとも表現されます。症状の強さは個人差が大きく、とくに高齢者では食欲や元気がないなどの軽い症状のこともあります。また糖尿病の人も少し息が苦しいといった程度の症状でわかりにくいことがあります。

（2）症状の部位

胸以外に、背中、肩、両腕や胃のあたり（みぞおち）に症状が出ることもあり、とくに女性で多くみられます。筋肉痛、肩こりや胃腸の病気と勘違いしないように注意が必要です。歯やあごのうずくような感じ、喉の苦しさや熱い感じといった症状で、歯科や耳鼻咽喉科を受診する人もいます。

（3）その他の症状

このような症状のほかに、冷や汗、吐き気、嘔吐、息苦しさなどを伴うことがあります。男性では冷や汗が多くみられます。女性では吐き気、嘔吐、息苦しさだけで典型的な症状が乏しいことが少なくありません。

4）急性心筋梗塞を疑ったら

上記の症状が長く（20分以上）続き、急性心筋梗塞が疑われる場合には、たとえ状態が落ち着いていても一刻も早く病院で治療を受けるために、また、移動中の急変に対応するために、救急隊を要請することが必要です。本人はしばしば救急車を呼ぶのは「大げさなので、呼ばないで」と遠慮し、自家用車やタクシーを使いがちですが、すぐに119番通報することが重要です。

急性心筋梗塞では状態が落ち着いていても急激に悪くなることがあります。普通に話していたのに突然に不整脈で心臓が止まり、意識を失って倒れることがあります。周りの人は救急隊が来るまでそばについて、反応がなくなればただちに一次救命処置（BLS）を行ってください。

2 脳卒中

1）脳卒中とは

脳卒中には脳梗塞、脳出血、くも膜下出血などがあります。脳梗塞は脳の動脈が動脈硬化や血液の塊（血栓）などで詰まって、脳への血流が途絶えることにより神経細胞が障害されてしまう病気です。高齢者に多く発生しますが、40歳以下の成人にみられることもあります。脳出血は脳の中で血管が破れ出血し、周囲の神経細胞が破壊される病気です。くも膜下出血は脳の動脈のこぶ（脳動脈瘤）などが破裂して、血液が脳の周りのくも膜下腔に広がる病気です。比較的若い人にも多くみられます。脳卒中はたとえ命の危険を回避できたとしても、多くの場合、さまざまな後遺症が残ります。

2）早く病院で治療を受けることが何よりも大切

脳梗塞は、発症後早期に専門的な病院に到着できれば、検査の結果次第では、血栓を溶かす薬（血栓溶解薬、発症後4.5時間以内の投与を推奨）の注射や血管内に細い管を入れ血栓を取り除く治療（脳血管内治療、発症後6時間以内の開始を推奨）を行うことにより後遺症の軽減が期待できます。しかし発症後、時間がたってから病院を訪れる場合が多いため、実際にこれらの治療を受けられる人の割合は数％にすぎません。

脳出血は、著しい高血圧を伴い、出血がさらにひどくなることがあります。緊急に血圧を下げる治療や脳のむくみを取る治療、時には外科手術が必要になります。

くも膜下出血の原因としてもっとも多い脳動脈瘤の破裂は、再出血すると症状が悪化します。これを予防するためには、血管内に細い管を入れ破裂したこぶを塞ぐ

治療、もしくは外科手術が必要になります。

　いずれのタイプの脳卒中も、早く病院で治療を受けることが、救命のためにも、後遺症を減らすためにも大切です。

3）脳卒中の症状

（1）特徴的な症状

　脳梗塞や脳出血では、手足（多くは片側）に力が入らない、しびれる、ろれつがまわらない、顔がゆがんでいる、物が見えにくい、二重に見える、めまいがするなどの症状が急に現れます。くも膜下出血の症状の特徴は、生まれて初めて経験するような激しい頭痛（はげ）（ずつう）が突然生じることです。いずれのタイプの脳卒中でも、意識を失うことがしばしばあります。

（2）前ぶれの症状

　脳卒中では時にみられる前ぶれの症状を見逃さないことも大切です。脳梗塞でみられるさまざまな症状が一時的（多くは2〜15分程度）に出現することを一過性脳虚血発作（きょけつほっさ）といいます。この段階で医療機関を受診できれば、脳梗塞への進展を防げることがあります。くも膜下出血では、前ぶれの症状として頭痛、まぶたが下がる、物が二重に見えるなどがあります。ただし、くも膜下出血以外でもこのような症状がみられるため、発症してから前ぶれであったことが判明することもまれではありません。

4）脳卒中を疑ったら

　脳卒中を疑う症状に気づいたら、ためらわずに119番通報します。強い頭痛を伴わない場合には、深刻（しんこく）な事態であることに気づきにくく受診が遅れがちです。本人はしばしば遠慮しますが、周囲の人が強く説得して119番通報します。救急隊が脳卒中の疑いが強いと判断した場合は、脳卒中に対応できる病院を選んで連絡し、病院に着く前に治療の準備をしてもらうことができます。

　救急隊が到着するまで、反応がなくならないか注意深く様子をみます。意識がなくても普段どおりの呼吸がみられれば心肺蘇生の必要はありません。意識がない場合は、可能であれば体を横向きに寝た姿勢にして、救急隊の到着を待ちます

（「Ⅵ ファーストエイド」p. 45参照）。救急隊が到着したら、症状の出現した時刻を伝えることが大切です。

3 日常生活のなかで起きる心停止

1）窒　息

窒息による死亡は、高齢者と乳幼児に多くみられます。一番多いのは食べ物による窒息です。窒息をきたしやすい食べ物を制限したり、食べさせるときは細かく切るなどの配慮(はいりょ)をしてください。

高齢者では、とくに餅(もち)、団子、こんにゃくなどに注意が必要です。乳幼児では、上記のほかピーナッツ、ブドウ・ミニトマト・飴玉(あめだま)など丸くツルっとした食べ物も危険です。ピーナッツや飴玉などは、5歳以下の小児には食べさせないようにしましょう。また、手の届くところに口に入る小さな物を置かないこと、歩いたり寝転がったりしながら物を食べさせないことなども大切です。

いざというときのために気道異物除去法(きどういぶつじょきょほう)（「Ⅴ 一次救命処置」p. 39参照）を習っておきましょう。

2）お風呂での心停止

お風呂での心停止は事故による溺水(できすい)だけでなく、病気（急性心筋梗塞や脳卒中など）が原因で起こることもあります。とくに冬季は浴槽(よくそう)の中と浴室の温度差が大きいことなどから、心停止の発生頻度(ひんど)が夏季の約10倍も高くなります。お風呂での心停止を防ぐために、以下の注意をしてください。とくに高齢者や心臓などに持病(じびょう)がある方には重要です。

①冬季は浴室、脱衣所(だついじょ)や廊下(ろうか)をあらかじめ温めておきましょう。

②飲酒後や、眠気を催す(もよお)薬を服用した後の入浴は避けましょう。

③長時間の入浴や熱いお湯を避けてください。肩までつかるのを避け、半身浴とするのもよいでしょう。

④入浴前や入浴中に喉(のど)が渇(かわ)いたらこまめに水分を摂(と)りましょう。

⑤入浴中は周りの人がときおり声をかけましょう。浴室内の様子が家族に届くような装置があれば、より安心です。

⑥浴槽内で意識のない人に気がついたら、浴槽のお湯を抜きましょう。意識がもうろうとしたら、気を失う前に自分で浴槽の栓を抜きましょう。

3）熱中症

　熱中症の発生には、気温や湿度、風通しといった気象条件だけでなく、本人の年齢、持病、体調などのほか、激しい運動や労働などの活動状況が関係します。屋外でのスポーツや労働で生じるだけでなく、屋内での日常生活のなかで高齢者が熱中症にかかることが増えています。とくに一人暮らしの人や、認知症、精神疾患、心臓病、がんなどの持病がある高齢者では、熱中症で死亡する危険が高くなります。

　テレビなどの熱中症情報に注意し、危険な日には暑いところでの過度なスポーツや労働を避け、水分と塩分をこまめに摂って、熱中症の予防に心がけてください。高齢者のいる住まいでは風通しをよくしてください。エアコンがあれば適切に使用しましょう。

4）運動中の心停止

　運動中の心停止は人前で起こることが多く、電気ショックが効果的で、適切に対応すれば後遺症を残すことが少ないという特徴があります。学校内での心停止の80％以上が運動中に生じています。成人ではマラソン、ジョギング、サイクリングなどで生じます。また、ゴルフやゲートボール中の急性心筋梗塞によって心停止になることもあります。

　特別な例として、前胸部（心臓の真上あたり）への衝撃を原因として不整脈が生じ心停止に至るものがあります。これを心臓震盪といいます。若い男性に多く、野球、ソフトボール、サッカーなどで発生しています。前胸部への衝撃を避けることで心臓震盪の発生を防ぐことができます。

　管理者には運動する場所へのAEDの配備と、教職員やスタッフへの一次救命処置の訓練を実施しておくことが求められます。

5）アナフィラキシー

　特定の物質に対する重篤なアレルギー反応をアナフィラキシーといいます。特定の物質が入っている食品を食べたり、スズメバチに刺されたりすると生じ、心停止に至ることもあります。二度目は症状が重くなりやすいので、一度起こした人は原因を避けることが重要です。アナフィラキシーの原因となる物質が思わぬ形で食べ物の中に含まれていることもあるので注意が必要です。発症した場合、アドレナリンの自己注射器（エピペン®）が有効です（「Ⅵ　ファーストエイド」p. 46参照）。

6）低体温症

　何らかの原因で体温が35℃以下に低下した状態を低体温症といいます。体温がさらに低下すると心停止に至ることもあります。けがで動けなくなったとき、またお酒や眠気を催す薬を飲んだ後に寒いところに長時間いると低体温症になります。衣服が濡れていると体から熱が奪われ、低体温症のリスクが高まります。日常生活に支障がある人はあまり寒くない屋内でも低体温症を発症することがあります。

4　小児に特有の問題

1）不慮の事故

　大けが（外傷）、溺水、窒息などの不慮の事故は小児の心停止の原因として重要です。チャイルドシートやシートベルトの着用、自転車に乗るときのヘルメット着用、保護者がいないときの水遊びの禁止、ボート遊びでのライフジャケットの着用、浴室の施錠、浴槽に残し湯はしない、手の届くところに口に入る小さな物を置かないことなどが重要です。

2）学校における心停止

　普段は健康にみえる小児や若年成人の突然死（大けが、溺水、窒息などによるも

のを除く）については、小学校、中学校、高等学校のそれぞれ1年生のときに行われる学校心臓検診による心電図異常の発見が予防に効果的です。しかし、学校で発生する心停止では、学校心臓検診で異常をとらえられなかったケースも約半数あります。

　動悸や失神の経験がある場合や、家族や親戚に若くして心臓突然死を起こした人がいる場合は、心臓突然死のリスクを評価するために専門的な医療機関を受診することが推奨されます。また、健康な小児でも、球技中のボールや空手による胸部打撲で心臓震盪が生じ突然の心停止に至ることもあります。いざというときのために学校職員や生徒は一次救命処置を習得し、学校では運動を行う場所の近くにAEDを配備していつでもすぐに使える体制を整えておくことが大切です。

3）乳幼児突然死症候群

　乳幼児突然死症候群は、乳児の突然死の原因の一つとして知られています。予防方法は確立していませんが、1歳になるまでは、寝かせるときは仰向けにすること、できるだけ母乳で育てること、妊婦自身の喫煙はもちろんのこと妊婦や乳児のそばでは喫煙を避けることは、突然死のリスクを下げるとされています。

4）ワクチンで防げる感染症

　小児においても感染症は死亡の大きな原因です。肺炎球菌、インフルエンザ桿菌（Hib）、百日咳、結核（乳児）、麻疹、ロタウイルスなどの感染症はワクチン接種によって予防できます。かかりつけ医とよく相談して適時、ワクチン接種を受けることが大切です。

一次救命処置

一次救命処置とは、心臓や呼吸が止まってしまった人を助けるために心肺蘇生を行ったり、AED（自動体外式除細動器）を使ったりする緊急の処置のことを指します。また、食べ物などが喉に詰まって呼吸ができなくなった場合、そのまま放置すればやがては心臓も止まってしまいます。そうならないように、喉に詰まった物（異物）を取り除くための方法（気道異物除去法）も一次救命処置に含まれます。

まず、心肺蘇生の方法とAEDの使用方法について、順を追って説明します。図5はこの大まかな流れを示しています。成人も小児・乳児も一次救命処置の手順は同じです。最後に、気道異物を除去する方法について説明します。

1 心肺蘇生の手順

1）安全を確認する

誰かが突然倒れるところを目撃したり、倒れているところを発見した場合は、まず周囲の状況が安全かどうかを確認します。車の往来がある、室内に煙がたち込めているなどの状況があれば、それぞれに応じて安全を確保しましょう。傷病者を助ける前に、自分自身の安全を確保することを優先してください。暴力行為を受けたり、火事や感電事故に巻き込まれる危険がある場合には傷病者に近づかず、警察や消防の到着を待ったほうがよいこともあります。

2）反応を確認する

安全が確認できたら、傷病者の反応を確認します。傷病者の肩をやさしくたたきながら大声で呼びかけたときに（図6）、目を開けるなどの応答や目的のある仕草

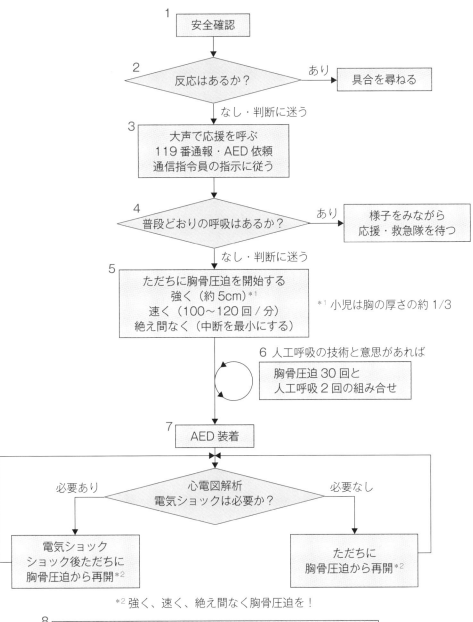

1 安全確認

2 反応はあるか？ → あり → 具合を尋ねる

なし・判断に迷う

3 大声で応援を呼ぶ
119番通報・AED依頼
通信指令員の指示に従う

4 普段どおりの呼吸はあるか？ → あり → 様子をみながら
応援・救急隊を待つ

なし・判断に迷う

5 ただちに胸骨圧迫を開始する
強く（約5cm）*1
速く（100〜120回/分）
絶え間なく（中断を最小にする）

*1 小児は胸の厚さの約1/3

6 人工呼吸の技術と意思があれば

胸骨圧迫30回と
人工呼吸2回の組み合せ

7 AED装着

心電図解析
電気ショックは必要か？

必要あり

電気ショック
ショック後ただちに
胸骨圧迫から再開*2

必要なし

ただちに
胸骨圧迫から再開*2

*2 強く、速く、絶え間なく胸骨圧迫を！

8 救急隊に引き継ぐまで、または傷病者に普段どおりの呼吸や
目的のある仕草が認められるまで続ける

図5 主に市民が行う一次救命処置（BLS）の手順

〔JRC蘇生ガイドライン2020より引用〕
（転載時は上記からの引用として許諾を得てください）

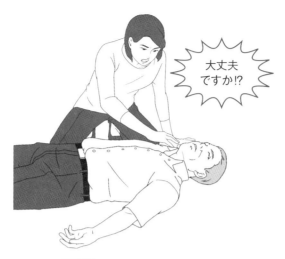

大丈夫
ですか!?

図6 反応を確認する

があれば、反応があると判断します。突然の心停止が起こった直後には引きつるような動き（けいれん）が起こることもあります。この場合は呼びかけに反応しているわけではないので、「反応なし」と判断してください。

「反応なし」と判断した場合はもちろん、反応があるかないかの判断に迷う場合、またはわからない場合も心停止の可能性を考えて行動します。

明らかに「反応あり」と判断できる場合は、どこか具合が悪いところがあるかを尋ねます。

3）119番通報をしてAEDを手配する

「誰か来てください！人が倒れています！」などと大声で叫んで応援を呼んでください（図7）。そばに誰かがいる場合は、その人に119番通報をするよう依頼します（図8）。また近くにAEDがあれば、それを持ってくるよう頼みます。できれば「あなた、119番通報をお願いします」「あなた、AEDを持ってきてください」など、具体的に依頼するのがよいでしょう。

119番通報するときは落ち着いて、人が倒れていることを伝えましょう。通信指令員の問いかけに従って、できるだけ正確な場所や呼びかけたときの様子を伝えます。もしわかれば、傷病者のおよその年齢や突然倒れた、けいれんをしている、体が動かない、顔色が悪いなど倒れたときの状況も伝えてください。

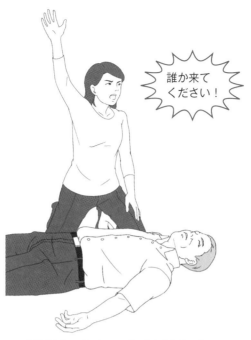

図7 大声で叫び応援を呼ぶ

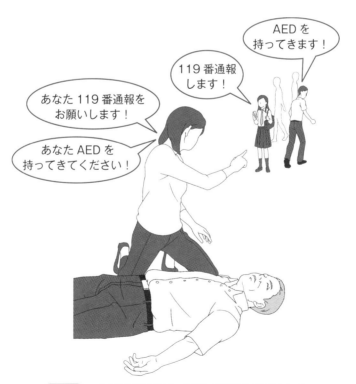

図8 119番通報と AED 手配を依頼する

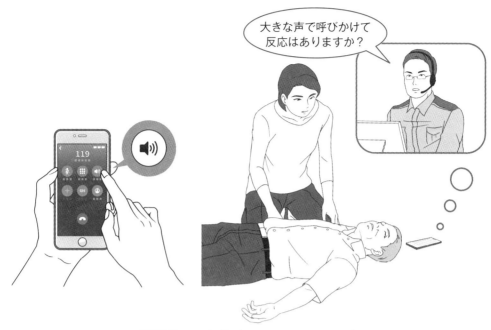

図9 通信指令員による口頭指導

　通信指令員は、あなたや応援に来てくれた人が行うべきことを指導してくれます。AEDが近くにある場合には、その場所を教えてもらえることもあります。「胸骨圧迫ができますか」と尋ねられるので自信がなければ指導を求め、落ち着いてそれに従ってください。そのさい、両手を自由に使える状態にすれば、指導を受けながら胸骨圧迫を行うことができるので、スピーカー機能などを活用しましょう（図9）。

　大声で叫んでも誰も来ない場合は、まず、あなた自身で119番通報をしてください。そして、すぐ近くにAEDがあることがわかっていれば、AEDを取りに行ってください。わからなければ、通信指令員の指導に従ってください。

4）普段どおりの呼吸があるか確認する

　心臓が止まると普段どおりの呼吸がなくなります。

　傷病者の上半身をみて、10秒以内で胸と腹の動き（呼吸をするたびに上がったり下がったりする）を観察します（図10）。胸と腹の動きから、呼吸をしていない、または呼吸はしているが普段どおりではないと判断した場合は心停止と考えて、ただちに胸骨圧迫を開始してください。

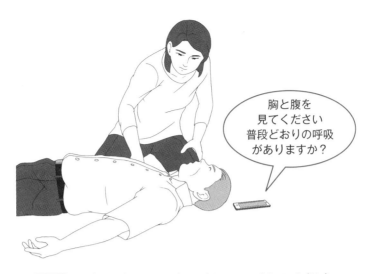

胸と腹を
見てください
普段どおりの呼吸
がありますか？

図10 普段どおりの呼吸があるかどうかを観察

　約10秒かけても普段どおりの呼吸かどうかの判断に迷う場合、またはわからない場合も心停止とみなして、ただちに胸骨圧迫を開始してください。心停止でない傷病者に胸骨圧迫を行ったとしても重大な障害が生じることはないとされていますので、ためらわずに胸骨圧迫を開始してください。

　突然の心停止直後にはしゃくりあげるような途切れ途切れの呼吸がみられることも少なくありません。これは「死戦期呼吸」と呼ばれるもので、「普段どおりの呼吸」ではありません。ただちに胸骨圧迫を開始してください。

　反応はないが普段どおりの呼吸がある場合には、様子を見ながら応援や救急隊の到着を待ちます。とくに呼吸に注意して、呼吸が認められなくなったり、呼吸が普段どおりではなくなった場合には、心臓が止まったとみなして、ただちに胸骨圧迫を開始してください。

このQRコードから「死戦期呼吸」の動画を見ることができます

5）胸骨圧迫を行う

　胸骨圧迫によって、止まってしまった心臓の代わりに心臓や脳に血液を送りつづけることは、AED による心拍再開の効果を高めるためにも、脳の後遺症を少なく

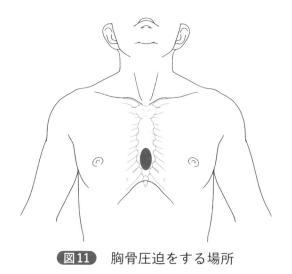

図11 胸骨圧迫をする場所

するためにも重要です。救急隊に引き継ぐまで絶え間なく胸骨圧迫を続けることが大切です。

（1）圧迫の部位

胸の左右の真ん中に「胸骨」と呼ばれる縦長の平らな骨があります。圧迫するのはこの骨の下半分です。この場所を探すには、胸の真ん中（左右の真ん中で、かつ、上下の真ん中）を目安にします（図11）。具体的な場所については、消防機関や日本赤十字社などが行っている救急蘇生法の講習会で教えてもらえます。

（2）圧迫の方法

胸骨の下半分に一方の手のひらの付け根を当て、その手の上にもう一方の手を重ねて置きます。重ねた手の指を組むとよいでしょう。圧迫は手のひら全体で行うのではなく、手のひらの付け根だけに力が加わるようにしてください。指や手のひら全体に力が加わって肋骨が圧迫されるのは好ましくありません。垂直に体重が加わるよう両肘をまっすぐに伸ばし、圧迫部位の真上に肩がくるような姿勢をとります（図12）。

（3）圧迫の深さとテンポ

傷病者の胸が約5cm沈み込むように強く、速く、絶え間なく圧迫します。圧迫の強さが足りないと十分な効果が得られないので、しっかり圧迫することが重要です。圧迫のテンポは1分間に100〜120回です。胸骨圧迫は可能なかぎり中断せずに行います。

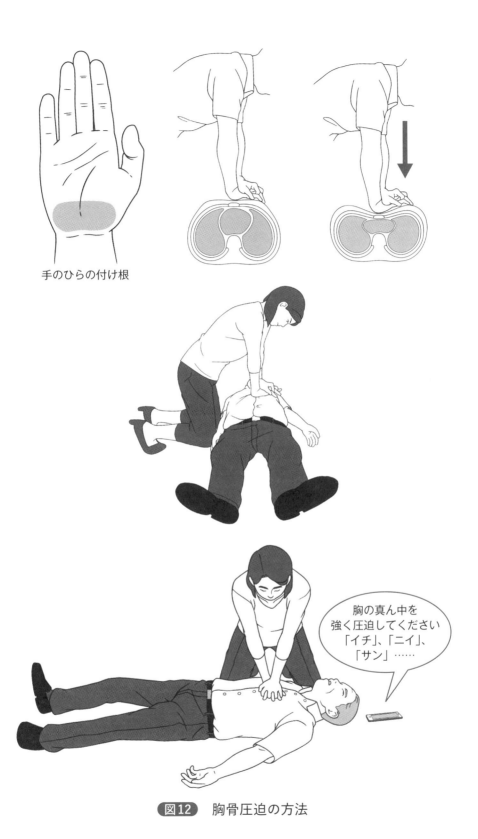

手のひらの付け根

胸の真ん中を
強く圧迫してください
「イチ」、「ニイ」、
「サン」……

図12 胸骨圧迫の方法

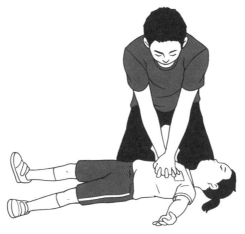

図13 小児に対する胸骨圧迫

　小児では胸の厚さの約1/3沈み込む程度に圧迫します（図13）。傷病者の体が小さくて両手では強すぎる場合は片手で行ってもかまいません。

（4）圧迫の解除

　圧迫と圧迫の間（圧迫を緩（ゆる）めている間）は、胸が元の高さに戻るように十分に圧迫を解除（かいじょ）することが大切です。このとき、圧迫位置がずれることがあるので、自分の手が傷病者の胸から離れて宙（はな）（ちゅう）に浮かないように注意します。

（5）救助者の交代

　成人の胸が約5cm沈むような圧迫を繰り返すには体力を要します。疲（つか）れてくると気がつかないうちに圧迫が弱くなったり、テンポが遅くなったりするので、常に意識して強く、速く圧迫します。ほかに手伝ってくれる人がいる場合は、1〜2分を目安に役割を交代します。交代による胸骨圧迫の中断時間をできるだけ短くするため、声をかけあいタイミングを合わせて交代します。とくに人工呼吸を行わず胸骨圧迫だけを行っている場合は、より短い時間で疲れてくるので、頻繁（ひんぱん）な交代が必要になります。

6）胸骨圧迫30回と人工呼吸2回の組み合わせ

　講習を受けて人工呼吸の技術を身につけていて、人工呼吸を行う意思がある場合には、胸骨圧迫に人工呼吸を組み合わせます。胸骨圧迫と人工呼吸の回数は30：2とし、この組み合わせを救急隊員（きゅうきゅうたいいん）と交代するまで繰り返します。

人工呼吸のやり方に自信がない場合や、人工呼吸を行うことにためらいがある場合には、胸骨圧迫だけを続けてください。

人工呼吸の手順は、次項を見てください。

7） AEDを使用する

AEDは、音声メッセージなどで実施するべきことを指示してくれるので、それに従ってください。AEDを使用する場合も、AEDによる心電図解析や電気ショックなど、やむをえない場合を除いて、胸骨圧迫をできるだけ絶え間なく続けることが大切です。

AED使用の手順はp.30を見てください。

8） 心肺蘇生を続ける

心肺蘇生は到着した救急隊員と交代するまで続けることが大切です。効果がなさそうに思えても、あきらめずに続けてください。

傷病者に普段どおりの呼吸が戻って呼びかけに反応したり、目的のある仕草が認められた場合は心肺蘇生をいったん中断しますが、判断に迷うときは継続してください。心肺蘇生を中断した場合は呼びかけに対する反応や呼吸の様子を繰り返し観察しながら救急隊の到着を待ちます。反応がなくなり、呼吸が止まったり、普段どおりでない呼吸に変化した場合はただちに心肺蘇生を再開します。

2 人工呼吸の手順

窒息や溺水による心停止、小児の心停止や救急隊が到着するまでに時間がかかる場合などでは、胸骨圧迫と人工呼吸を組み合わせた心肺蘇生を行うことが強く望まれます。適切な人工呼吸を行うために、消防機関や日本赤十字社などが行う講習会で訓練を受け、しっかりとした技術を身につけておきましょう。

人工呼吸は次の手順で行ってください。

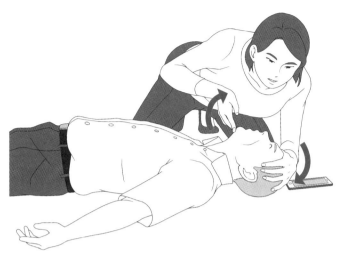

図14 頭部後屈あご先挙上法による気道確保

1）気道確保

　喉の奥を広げ、空気の通り道を確保することを気道確保といいます。片手で傷病者の額を押さえながら、もう一方の手の指先を傷病者のあごの先端、骨のある硬い部分に当てて押し上げます（図14）。これにより傷病者の頭部が後屈され、顔がのけぞるような姿勢になります。このようにして行う気道確保を頭部後屈あご先挙上法と呼びます。このとき、あごの下の軟らかい部分を指で圧迫すると気道が狭くなるので注意してください。

2）人工呼吸

　頭部後屈あご先挙上法で傷病者の気道を確保したまま、自分の口を大きく開いて傷病者の口を覆って密着させ、息を吹き込みます。このさい、吹き込んだ息が傷病者の鼻から漏れ出さないように、額を押さえているほうの手の親指と人差し指で傷病者の鼻をつまみます。

　息は傷病者の胸が上がるのが見てわかる程度の量を約1秒間かけて吹き込みます。吹き込んだら、いったん口を離し、もう一度、口で傷病者の口を覆って息を吹き込みます（図15）。このような人工呼吸の方法を「口対口人工呼吸」と呼びます。

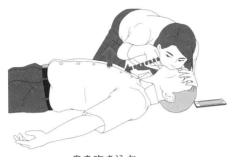

息を吹き込む

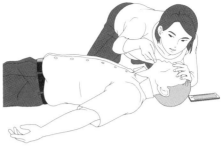

いったん口を離す

口対口人工呼吸の要点
・胸が上がるのがわかる程度
・約1秒間かけて吹き込む
・吹き込みは2回まで

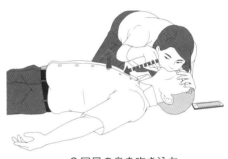

2回目の息を吹き込む

図15 口対口人工呼吸

息を吹き込むにつれて傷病者の胸が呼吸をしているように動くのを確認します。息を吹き込むたびに軽く胸が上がるのが目標ですが、うまく胸が上がらない場合でも、吹き込みは2回までとします。2回の吹き込みを行う間は胸骨圧迫が中断されますが、その中断は10秒以上にならないようにします。

吹き込みを2回試みても胸が1回も上がらない状況が続くときは、胸骨圧迫のみの心肺蘇生に切り替えます。

口対口人工呼吸による感染の危険性は低いといわれていますが、手元に感染防護具がある場合は使用します。感染防護具にはシートタイプのものとマスクタイプのものがあります。シートタイプのものは傷病者と自分の口の間に空気が通る部分を当てて通常の口対口人工呼吸を行います（図16）。マスクタイプのものは傷病者の口と鼻を覆って顔面に密着させ、一方弁の付いた吹き込み口から息を吹き込みます（図17）。

新型コロナウイルス感染症対応の詳細については「Ⅷ　新型コロナウイルス感染症流行期への対応」（p.56）を参照してください。

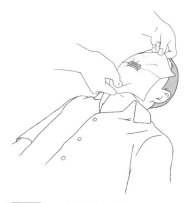

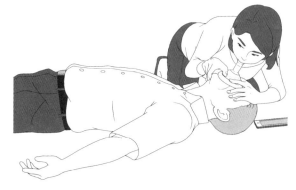

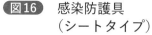
図16　感染防護具　　　　　図17　感染防護具（マスクタイプ）
（シートタイプ）

3　AED使用の手順

1）AEDを持ってくる

　AEDは人の目につきやすい場所に置かれています。多くの場合、図18に示すように、AEDのマークが目立つように貼られた専用のボックスの中に置かれています。AEDを取り出すためにボックスを開けると、警告<ruby>警告<rt>けいこく</rt></ruby>ブザーが鳴ります。ブザーは鳴りっぱなしにしたままでよいので、すぐに傷病者のもとに持参してください。

　<ruby>緊急事態<rt>きんきゅうじたい</rt></ruby>に備えて、自分の職場や通勤途上のどこにAEDがあるかを普段から把<ruby>握<rt>あく</rt></ruby>しておきましょう。設置場所がわかる全国AEDマップとして厚生労働省が登録を呼びかけている日本救急医療財団（https://www.qqzaidanmap.jp/）のほか、日本AED財団（https://aed-navi.jp/map）などでも公開されています。いざというときに備えて事前にAEDマップを確認して、身近にあるAEDを知っておくとよいでしょう。

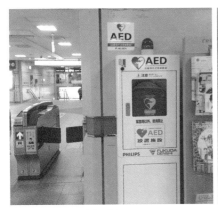
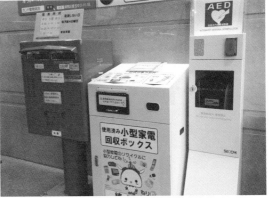

図18 AEDは目につきやすい場所に置かれています

日本救急医療財団
全国AEDマップ

日本AED財団
AED N@VI

2）AEDの準備

　心肺蘇生を行っている途中でAEDが届いたら、すぐにAEDを使う準備に移ります。

　AEDを傷病者の頭の近くに置くと操作しやすくなります（図19）。

3）電源を入れる

　AEDの電源を入れます（図20）。機種によって、ボタンを押して電源を入れるタイプと、ふたを開けると自動的に電源が入るタイプ（電源ボタンはありません）があります。

　電源を入れたら、以降は音声メッセージなどに従って操作します。行うべきことが文字や画像のメッセージでも表示される機種があります。

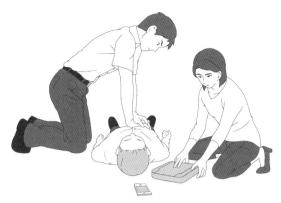

図19 AEDを傷病者の頭の近くに置く

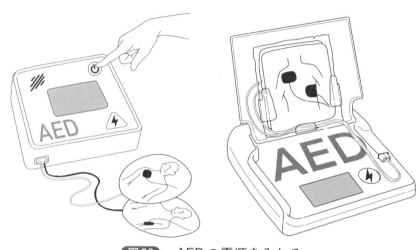

図20 AEDの電源を入れる

4) 電極パッドを貼り付ける

　傷病者の胸をはだけます。胸をはだけるのが難しければ、ためらわずに衣服を切ります。

　AEDのケースに入っている2枚の電極パッドを袋から取り出します。電極パッドや袋に描かれているイラストに従って、まず片方の電極パッドを保護シートから剥がして肌に直接貼り付け、次にもう一方も同様の手順で貼り付けます（図21）。電極パッド2枚が一体になっているタイプもあります（図22）。

　電極パッドの貼り付け位置は、胸の右上（鎖骨の下で胸骨の右）と、胸の左下側（脇の下から5〜8cm下、乳頭の斜め下）です。ブラジャーなど下着の上に電極パッドを貼ってはいけません。適切な位置に貼り付けるために下着が邪魔になる場合に

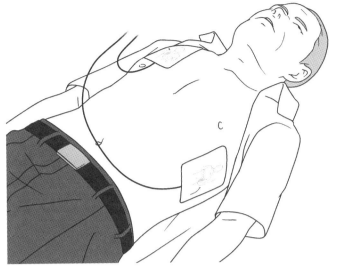

図21 胸をはだけて電極パッドを肌に貼り付ける

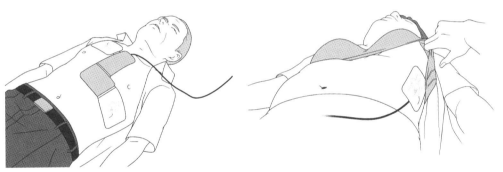

図22 電極パッドが一体になっているタイプ

図23 下着をずらして電極パッドを貼る

は、下着を切るか、ずらして、電極パッドを貼り付ける部位の肌を露出させます（図23）。女性の胸を露出させることはためらいがちですが、電極パッドを正しく貼り付けることを優先します。そのさいに、できるかぎり人目にさらさない配慮も大事です。

　なお、電極パッドを貼り付ける間も胸骨圧迫を続けます。

　電極パッドは傷病者の肌にしっかり密着させます。電極パッドと肌の間に空気が入っていると電気がうまく伝わりません。

　機種によっては、電極パッドから延びているケーブルの差込み（プラグ）を

表1 未就学児用パッドおよび小学生～大人用パッドの適応傷病者

	未就学児用パッド・モード*	小学生～大人用パッド
未就学児の傷病者	◎（推奨）	○（可）
小学生や中学生以上の傷病者	×（不可）	◎（推奨）

*未就学児用パッド・モードはこれまで小児用パッド・モードの名称で販売されており、2021年時点では古い表記のままで設置されているものも多い。同様に小学生～大人用パッドは成人用パッドの表記で設置されているものも多い

AED本体の差込み口に挿入する必要があります。AEDの音声メッセージなどに従って操作してください。

　小学校に上がる前の子ども（乳児や幼児）には未就学児用パッドや未就学児用モード（従来の小児用パッドや小児用モード）を使用します。小学生～大人用（従来の成人用）と未就学児用の2種類の電極パッドが入っている場合があり、イラストをみれば区別できます。未就学児用パッドが入っていなければ小学生～大人用の電極パッドを使用してください。未就学児用モードがある機種は、キーを差し込んだり、レバーを操作するなどして未就学児用モードに切り替えて使用してください。

　小学生や中学生以上の傷病者には小学生～大人用パッドを使用してください。未就学児用パッドは流れる電気が不足するので使用できません。

　未就学児の傷病者にAEDを使用する場合、未就学児用パッドや未就学児用モードの切り替えがなければ小学生～大人用パッドを使用してください（表1）。

5）心電図の解析

　電極パッドが肌にしっかり貼られると、そのことをAEDが自動的に感知して、「体から離れてください」などの音声メッセージとともに、心電図の解析を始めます。周囲の人にも傷病者から離れるよう伝え、誰も傷病者に触れていないことを確認してください（図24）。傷病者の体に触れていると、心電図の解析がうまく行われない可能性があります。

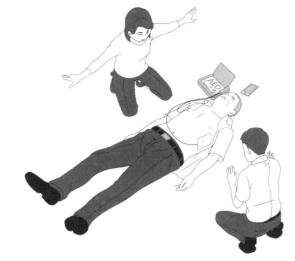

図24 誰も傷病者に触れていないことを確認する

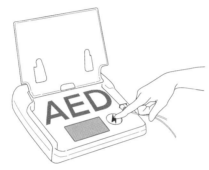

図25 ショックボタンを押す

6）電気ショックと心肺蘇生の再開

（1）電気ショックの指示が出たら

　AEDは心電図を自動的に解析し、電気ショックが必要な場合には、「ショックが必要です」などの音声メッセージとともに自動的に充電を開始します。周囲の人に傷病者の体に触れないよう声をかけ、誰も触れていないことをもう一度確認します。

　充電が完了すると、連続音やショックボタンの点灯とともに「ショックボタンを押してください」など電気ショックを促す音声メッセージが流れます。これに従ってショックボタンを押して電気ショックを行います（図25）。このときAEDから傷病者に強い電気が流れ、体が一瞬ビクッと突っ張ります。

　電気ショックが必要な場合に、ショックボタンを押さなくても自動的に電気が流

れる機種（オートショックAED）が2021年7月に認可されました。傷病者から離れるように音声メッセージが流れ、カウントダウンまたはブザーの後に自動的に電気ショックが行われます。この場合も安全のために、音声メッセージなどに従って傷病者から離れる必要があります。

電気ショックのあとは、ただちに胸骨圧迫から心肺蘇生を再開します。「ただちに胸骨圧迫を開始してください」などの音声メッセージが流れるので、これに従ってください。

（2）ショック不要の指示が出たら

AEDの音声メッセージが「ショックは不要です」の場合は、その後に続く音声メッセージに従って、ただちに胸骨圧迫から心肺蘇生を再開します。「ショックは不要です」は、心肺蘇生が不要だという意味ではありません。

7）心肺蘇生とAEDの手順の繰り返し

AEDは2分おきに自動的に心電図解析を始めます。そのつど、「体から離れてください」などの音声メッセージが流れます。心肺蘇生中はこの音声メッセージを聞きのがさないようにして、メッセージが流れたら傷病者から手を離すとともに、周囲の人にも離れるよう声をかけ、離れていることを確認してください。

以後も同様に心肺蘇生とAEDの手順を繰り返します。

8）救急隊への引き継ぎ

心肺蘇生とAEDの手順は、救急隊員と交代するまであきらめずに繰り返してください。

傷病者に普段どおりの呼吸が戻って呼びかけに反応したり目的のある仕草が認められた場合は、心肺蘇生をいったん中断して様子をみてください。再び心臓が停止してAEDが必要になることもありますので、救急隊員と交代するまでAEDの電極パッドは傷病者の胸から剥がさず、電源も入れたままにしておいてください。

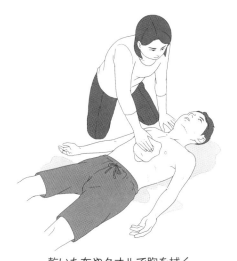
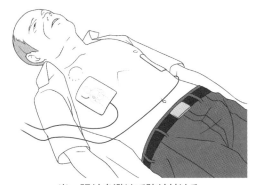

乾いた布やタオルで胸を拭く

図26 胸が濡れている場合

出っ張りを避けて貼り付ける

図27 医療器具が植込まれている場合

9）注意をはらうべき状況

電極パッドを肌に貼り付けるときには、注意をはらうべきいくつかの状況があります。

（1）傷病者の胸が濡れている場合

傷病者が汗をかいていたり、水泳や入浴で胸が濡れていると、電極パッドがしっかりと貼り付かないだけでなく、電気が体表の水を伝わって流れてしまうために、AEDの効果が十分に発揮されません。乾いた布やタオルで胸を拭いてから電極パッドを貼り付けてください（図26）。背中や床は濡れたままでも問題ありません。

（2）貼り薬がある場合

電極パッドを貼り付ける位置に湿布薬や貼り薬などがある場合には、まずこれらを剥がします。さらに肌に残った薬剤を拭き取ってから、電極パッドを貼り付けます。貼り薬の上から電極パッドを貼り付けると電気ショックの効果が弱まったり、貼り付け部位にやけどを起こすことがあります。

（3）医療器具が胸に植込まれている場合

皮膚の下に心臓ペースメーカや除細動器を植込む手術を受けている傷病者では、胸に硬いこぶのような出っ張りがあります（図27）。貼り付け部位にこの出っ張りがある場合、電極パッドは出っ張りを避けて貼り付けてください。

1) 気道異物による窒息

　気道異物による窒息とは、たとえば食事中に食べ物で気道が完全に詰まって息ができなくなった状態です。死に至ることも少なくありません。窒息による死亡を減らすために、まず大切なことは窒息を予防することです。飲み込む力が弱った高齢者などでは食べ物を細かくきざむなど工夫しましょう。食事中にむせたら、口の中の食べ物を吐き出してください。

　異物が気道に入っても咳ができる間は、気道は完全には詰まっていません。窒息になる前であれば、強い咳により自力で排出できることもあります。救助者は大声で助けを求めたうえで、できるだけ強く咳をするよう促してください。咳ができなくなった場合には、窒息としての迅速な対応が必要です。

　もし窒息への対応が途中でわからなくなったら、119番通報をすると通信指令員が行うべきことを指導してくれますので、落ち着いて指示に従ってください。

2) 窒息の発見

　適切な対処の第一歩は、まず窒息に気がつくことです。苦しそう、顔色が悪い、声が出せない、息ができないなどがあれば窒息しているかもしれません。このような場合には "喉が詰まったの？" と尋ねます。声が出せず、うなずくようであればただちに気道異物への対処を行わなければなりません。

　気道異物により窒息を起こすと、親指と人差し指で喉をつかむ仕草（図28）をすることがあり、これを「窒息のサイン」と呼びます。この仕草をみたら周囲の救助者は異物除去の手順を行ってください。また、傷病者は窒息したことを言葉で周りに伝えることはできないので、この仕草で知らせましょう。

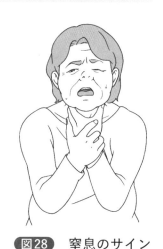

図28　窒息のサイン

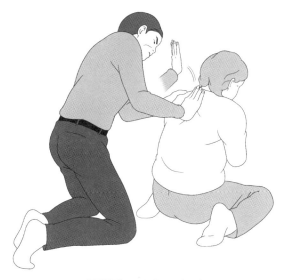

図29 背部叩打法

3）119番通報と異物除去

（1）反応がある場合

　傷病者が声を出せず、強い咳をすることもできないときには窒息と判断し、救助者はただちに大声で助けを呼んで、119番通報を依頼し、以下の順で異物除去を試みてください。救助者が1人の場合、傷病者に反応がある間は119番通報よりも異物除去を優先します。まず背部叩打法を試みて、効果がなければ腹部突き上げ法を試み、異物が除去できるか反応がなくなるまで続けます。

① 背部叩打法

　声が出ない、強い咳ができない、あるいは当初は咳をしていてもできなくなった場合には、まず背部叩打を試みます。立っている、または座っている傷病者では図29のように、傷病者の後方から手のひらの付け根（手掌基部）で左右の肩甲骨の中間あたりを数回以上力強くたたきます。

② 腹部突き上げ法

　背部叩打で異物が除去できなかったときには、次に腹部突き上げを行います。救助者は傷病者の後ろにまわり、ウエスト付近に手を回します。一方の手で握りこぶしをつくり、その親指側を傷病者の臍より少し上に当てます。その握りこぶしをもう一方の手で握って、すばやく手前上方に向かって圧迫するように突き上げます（図

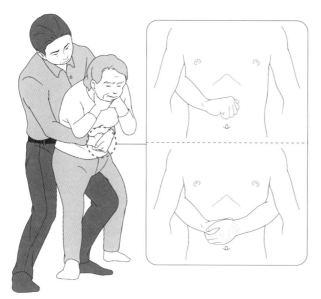

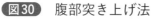

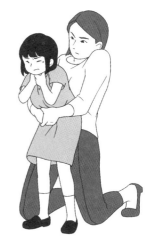

図30　腹部突き上げ法

図31　小児に対する腹部突き上げ法

30）。傷病者が小児（乳児を除く）の場合は救助者がひざまずくと、ウエスト付近に手を回しやすくなります（図31）。異物が除去できるか反応がなくなるまで繰り返し行います。

　腹部突き上げを実施した場合は、腹部の内臓をいためる可能性があるため、異物除去後は、救急隊にそのことを伝えるか、すみやかに医師の診察を受けさせることを忘れてはなりません。119番通報する前に異物が除去できた場合でも、医師の診察は必要です。

　なお、明らかに妊娠していると思われる女性や高度な肥満者、乳児には腹部突き上げは行いません。背部叩打を行います。

（2）反応がなくなった場合

　傷病者がぐったりして反応がなくなった場合は、心停止に対する心肺蘇生の手順を開始します。胸骨圧迫によって異物が除去できることもあります。まだ通報していなければこの段階で119番通報を行い、近くにAEDがあれば、それを持ってくるよう近くにいる人に依頼します。

　心肺蘇生を行っている途中で異物が見えた場合は、それを取り除きます。見えない場合には、やみくもに口の中に指を入れて探らないでください。また異物を探すために胸骨圧迫を長く中断しないでください。

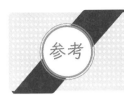

乳児に対する一次救命処置

参考

　この「救急蘇生法の指針」では、一次救命処置（BLS）の簡素化を重視し、市民が小児に心肺蘇生をするさい、成人との違いを気にせずに実施できるように成人と小児でBLSの手順を同じとしています。ただし、乳児（1歳未満の子ども）は体格も小さいため、BLSの最適なやり方が少し異なります。乳児の心肺蘇生や気道異物除去法の大切な点や手技上の相違点をまとめます。乳児に接する機会の多い職種（保育所職員、託児にかかわる者）や養育者は、訓練を受けて乳児に最適化されたBLSを実施することが望まれます。

1 人工呼吸もあわせた心肺蘇生の重要性

　乳児の場合は、少なくとも胸骨圧迫を行うことが前提ですが、呼吸が悪くなったことが原因で心停止に至ることが多いため、できる限り人工呼吸もあわせた心肺蘇生を行うことが望ましいと考えられます。乳児に接する機会の多い方は日頃から日本赤十字社や消防機関などが開催する講習会で訓練を受け、しっかりとした人工呼吸や胸骨圧迫の技術を身につけておきましょう。

2 胸骨圧迫の方法

　乳児の場合は、両乳頭を結ぶ線の少し足側を目安とする胸骨の下半分を、2本指で押します（図32、33）。

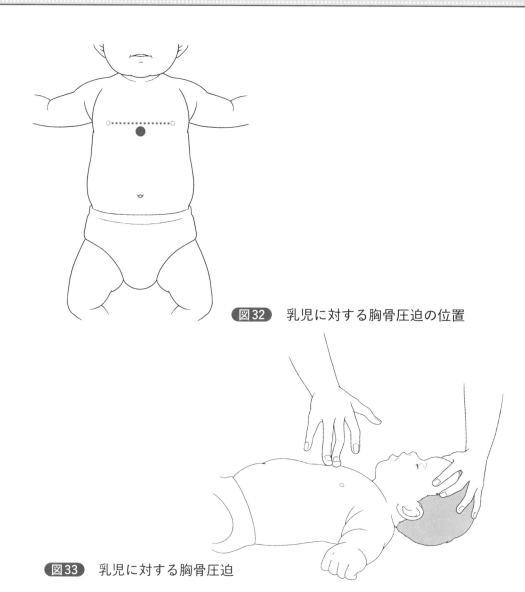

図32　乳児に対する胸骨圧迫の位置

図33　乳児に対する胸骨圧迫

3 人工呼吸の方法

　乳児の頭を少し後屈させて（頭部後屈）、あご先を持ち上げるという点は成人の
場合と同様です。ただし、極端に頭を後屈させるとかえって空気の通り道を塞ぐこ
とになるので気をつけましょう（図34）。頭部後屈の後、救助者は大きく開いた口
で乳児の口と鼻を一緒に覆い密着させて、胸が軽く上がる程度まで息を吹き込みま
す。このようにして行う人工呼吸を「口対口鼻人工呼吸」と呼びます（図35）。

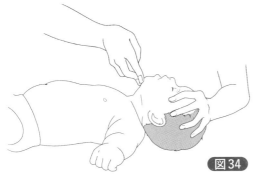

図34　乳児に対するあご先挙上

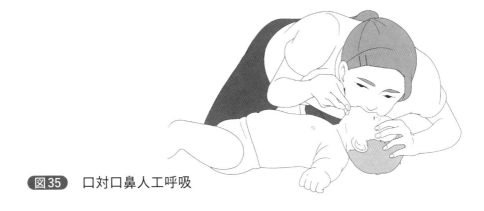

図35　口対口鼻人工呼吸

4 AEDの使い方

　AEDの使い方は小学校に上がる前の小児（未就学児）の場合と同様です（p. 34参照）。電極パッドは未就学児用パッドを使用しますが、それがなければ小学生〜大人用パッドを使用します。ただし、乳児は体が小さいので、パッド同士の接触（せっしょく）を防ぐために胸と背中に貼ってください。

5 気道異物への対応

　苦しそうで顔色が悪く、泣き声も出ないときは気道異物による窒息（ちっそく）を疑います。窒息と判断したら、以下の対応を開始します。ただし、誰かが周りにいればその前に119番通報を依頼します。

　反応がある間は頭側を下げて背部叩打（はいぶこうだ）と胸部突（きょうぶつ）き上（あ）げを実施します。乳児では腹（ふく）

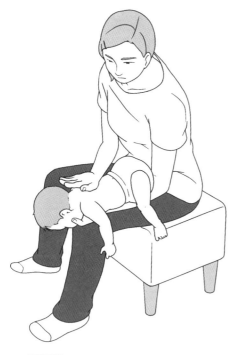

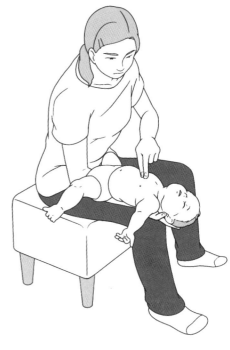

図36 乳児に対する背部叩打　　　**図37** 乳児に対する胸部突き上げ

部突き上げは行いません。

　背部叩打では、片方の手で乳児のあごをしっかり持ち、その腕に胸と腹を乗せて頭側を下げるようにしてうつ伏せにし、もう一方の手のひらの付け根で背部を力強く数回連続してたたきます（図36）。

　胸部突き上げでは、片方の腕に乳児の背中を乗せ、手のひら全体で後頭部をしっかり持ち頭側が下がるように仰向けにし、もう一方の手の指2本で両乳頭を結ぶ線の少し足側を目安とする胸骨の下半分を力強く数回連続して圧迫します。乳児を腕に乗せて、心肺蘇生のときと同じ方法で胸骨圧迫を行います（図37）。数回ずつの背部叩打と胸部突き上げを交互に行い、異物が取れるか反応がなくなるまで続けます。

　反応がなくなった場合は、まだ通報していなければ119番通報し、次に乳児を床など硬いところに寝かせ、心停止に対する心肺蘇生の手順を開始します。心肺蘇生を行っている途中で異物が見えた場合は、それを取り除きます。見えない場合にはやみくもに口の中を指で探らないでください。また異物を探すために胸骨圧迫を長く中断しないでください。

ファーストエイド

急な病気やけがをした人を助けるための最初の行動をファーストエイドといいます。自分自身の急な病気やけがへの対応も含みます。ファーストエイドの目的は、人の命を守り、苦痛を和らげ、それ以上の病気やけがの悪化を防ぎ、回復を促すことです。特別な資格をもたない市民でも比較的安全に実施することができますが、そのために119番通報や医療機関への受診が遅れないようにしましょう。

「応急手当」ということも多いですが、「応急手当」という言葉は心肺蘇生などの心停止への対応も含めた意味に使われることも多いため、心停止への対応は含まないものとしてファーストエイドという言葉を使用しています。

1 傷病者の体位と移動

救急隊が到着するまでは、傷病者が望む姿勢にして安静を保ちます。ただし、車が通る路上など危険な場所にいる場合は、安全な場所に移動させます。また、心肺蘇生が必要となる場合には仰向け（仰臥位）にします。

反応はないが普段どおりの呼吸をしている傷病者（「Ⅴ 一次救命処置」p. 23参照）に対しては、横向きに寝た姿勢（回復体位）にして、喉の奥の空気の通り道が狭まったり、吐物で詰まったりすることを予防します。回復体位では傷病者の下になる腕を前に伸ばし、上になる腕を曲げ、その手の甲に傷病者の顔を乗せるようにします。横向きに寝た姿勢を安定させるために、傷病者の上になる膝を約90度曲げ前方に出します（図38）。回復体位にした場合には、傷病者の呼吸の変化に気づくのが遅れないように、救急隊が到着するまでの間、観察を続けます。

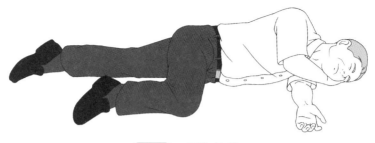

図38 回復体位

2 気管支喘息発作

　気管支喘息の発作時には、肺への空気の通り道である気管支が狭くなり、呼吸が十分にできなくなります。重篤な発作は命にかかわるため、迅速な対応が必要です。喘息発作がひどいと思ったらただちに119番通報してください。

　気管支喘息をもつ人は発作時に使用する気管支拡張薬という吸入薬（口から吸い込む薬）を持っている場合があります。通常は発作時に自分自身で使用します。しかし、発作がひどいと、呼吸が苦しくて自分で薬を取り出すことさえ難しくなります。このような場合には、傷病者の求めに応じて吸入薬を口元に運び、本人が吸えるように手伝ってください。

3 アナフィラキシー

　アナフィラキシーとは、原因となる物質（アレルゲン）を食べたりすることで短い時間で全身に引き起こされる重篤なアレルギー反応をいいます。アレルゲンとしては、鶏卵、甲殻類、ソバ、ピーナッツなどの食品、蜂毒、くすりなどが知られています。全身の皮膚に赤い発疹が現れて腫れたり、気道（空気の通り道）が狭くなって息苦しくなったり、血圧が低下して意識がもうろうとなったりします。命にかかわることもありますので、このような症状が起きた場合はただちに119番通報します。

　このような場合には、アドレナリンという薬の一刻も早い使用が望まれます。このため、過去にアナフィラキシーで重い症状がでた人のなかには、再発に備えて医

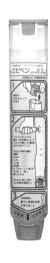
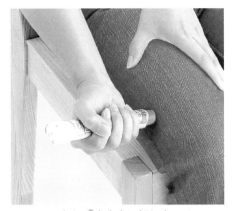

エピペン®を皮膚に押し当てる

図39 エピペン®

師から処方されたアドレナリンの自己注射器（エピペン®：図39）を持っている人がいます。たとえば、ハチに刺される危険性の高い林業関係者や、食べ物にアレルギーのある小児などです。傷病者自身が1人ではすぐに準備できない場合には、エピペン®を使用できるように助けてあげます。

エピペン®が処方されている児童・生徒などが学校現場などでアナフィラキシーに陥り生命が危険な状態である場合には、教職員や保育所の職員が本人に代わって使用することが認められていますので、緊急時の「エピペン®」の使用や、119番通報など役割分担に基づいた動きがいつでもできるよう、十分に体制を整えておきましょう。

エピペン®の使用によって症状が改善しても、数時間後に症状がぶり返す可能性があるので必ず主治医の診察を受けさせてください。ただちに受診できない場合には、119番通報を考慮してください。

4 低血糖

糖尿病の人は血糖を下げる薬を使用していることがあります。血糖が下がりすぎると、汗をかいたり指先がふるえたりします。このような症状が出たらブドウ糖タブレットなどを摂取するよう医師から指導されています。それがないときは角砂糖や甘いジュースを持ってきてあげます。

5 けいれん

けいれんの発作中は家具の角などに頭をぶつけてけがをしないように傷病者を守ってください。けいれん中に無理に押さえつけると骨折などを起こすことがあるので行わないでください。舌を噛むのを防止するために、口に物を噛ませたり、指を口に入れることは避けます。歯の損傷や窒息などの原因となり、救助者が指を咬まれる危険性もあります。

けいれんがすぐにおさまらない場合には、119番通報してください。

けいれんがおさまったら、反応を確認してください。反応がなければ心停止の可能性もあるので、一次救命処置の手順に従ってください。ただし、けいれん発作の持病がある傷病者がいつもと同じ発作を起こした場合は、意識が戻るまで回復体位にして気道を確保し、様子をみてください（「1　傷病者の体位と移動」p. 45参照）。

6 失神

脳に流れる血液が一時的に減ると、意識を失うことがあります。これを失神といいます。失神しそうだと感じたら、立った状態ではなく、座るか横になることが大切です。失神の種類によっては、前に失神したときと同じようにまた失神しそうだと感じた段階で、自分で足を組んだり、足の筋肉に力を入れたり、しゃがみこんだりすることで防ぐことができる場合があります。

意識を失いそうな人がいたら、座るか横になることをすすめます。

7 熱中症

熱中症は重症化すると死に至る緊急事態です。炎天下での作業やスポーツなどで生じるだけでなく、高温多湿な室内ですごす高齢者や、炎天下の車内に残された小児に生じることもあります。

立ちくらみ、こむらがえり、大量の汗といった症状だけなら、傷病者を風通しの

よい日陰やクーラーの効いた部屋などに移して安静にさせ、体を涼ませながら、塩分と糖分を含んだ飲み物（経口補水液、スポーツドリンクなど）を与えます。頭痛や吐き気、倦怠感などの症状があるときは体を冷やし、医療機関を受診させます。意識がもうろうとしている、体温が極端に高いなどの症状がある場合は、ただちに119番通報し、救急隊が到着するまで体を冷やしつづけてください。

体を冷やすために、衣服を脱がせて体を濡らし、うちわや扇風機で風を当てるのが効果的です。氷のうや冷却パックなどを用いて冷やすときは脇の下、太ももの付け根、首などに当てますが、頬、手のひら、足の裏などでもよいでしょう。

8 低体温症

寒いところで体温が極端に低下すると命の危険があります。それ以上に体温が低下するのを防ぐことが大切です。救急隊を待つ間、まず暖かい場所に移し、衣服が濡れていれば脱がせて、乾いた毛布や衣服で覆って保温してください。

9 すり傷、切り傷

土などで汚れた傷口をそのままにしておくと化膿したり、傷の治りに支障をきたす場合があります。可能であれば、すみやかに傷口を水道水など清潔な流水で十分に洗ってください。深い傷や汚れがひどい傷では、流水で洗浄後、傷口を清潔に保ってすみやかに医師の診察を受けてください。破傷風の予防接種をしていない場合や接種から年月が経っている場合は、後で破傷風になる心配もあります。

10 出 血

けが（外傷）などで出血し、多くの血が失われた場合には命に危険が及びます。できるだけ早い止血が望まれます。出血部位を見つけ、そこにガーゼ、ハンカチ、タオルなどを当てて、その上から直接圧迫して止血を試みてください（直接圧迫止

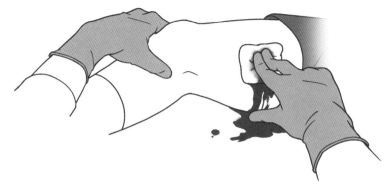

ビニール手袋を着用してガーゼなどで出血部位を圧迫する

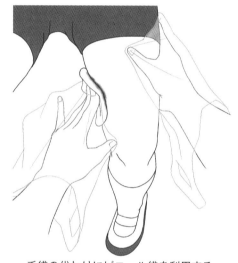

手袋の代わりにビニール袋を利用する

図40　直接圧迫止血法

血法）。圧迫にもかかわらず、出血がおさまらないときは、圧迫位置が出血部位からずれていたり、圧迫する力が弱い場合があります。救急隊が到着するまで出血部位をしっかり押さえつづけてください。

　止血のさいに血液に触れて救助者が感染症にかかる危険はわずかですが、念のために、可能であれば救助者はビニール手袋を着用するか、ビニール袋を手袋の代わりに使用するとよいでしょう（図40）。

　なお、適切な直接圧迫止血法でも出血が止まらない場合に包帯などを利用した即席の止血帯で手足のつけ根側を縛る方法もありますが、神経などをいためる危険があります。実施するには訓練を受けてください。

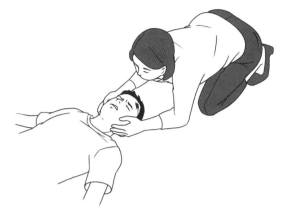

図41 首が動かないように頭を両手で支える

11 捻挫、打ち身（打撲）、骨折

　捻挫や打ち身（打撲）は、冷却パック・氷水などで冷やします。けがをした部位の冷却は内出血や腫れを軽くします。冷却パックを使用するさいには、皮膚との間に薄い布などをはさんで直接当たらないようにしてください。

　けがで手足が変形している場合は骨折が強く疑われます。変形した手足を固定することで、移動するさいの痛みを和らげたり、さらなる損傷を防ぐことができます。固定には添え木や三角巾などを使用します。変形した状態を元に戻す必要はありません。

12 首の安静

　自動車にはねられたり、高所から落ちた場合、あるいは顔や頭に大きなけががある場合、首の骨（頸椎）を痛めている可能性があります。このような場合には傷病者の首の安静を保つ必要があります。意識がはっきりしない傷病者に対しては、傷病者の頭を手でやさしく支え、首が大きく動かないようにします（図41）。頭を引っ張ったり、曲がっている首を戻そうとしたりせず、そのままの位置で保持します。意識のはっきりしている傷病者に対しては、頭を支える必要はありません。

13 やけど

　やけどをすぐに冷やすことで、やけどが悪化するのを防ぎ、治りを早めます。服の上からでもすみやかに水道の流水（りゅうすい）で痛みが和らぐまで10〜20分程度冷やしてください。氷や氷水で冷却（れいきゃく）すると、やけどが悪化することがあります。やけどの範囲（はんい）が広い場合は、全身の体温が下がるほどの冷却は避（さ）け、できるだけ早く医師の診察を受けてください。

　水疱（すいほう）（水ぶくれ）は傷口を保護する効果をもっています。水疱ができている場合は、つぶれないようにそっと冷却し、触らないように保護してください。

14 歯の損傷

　歯ぐきからの出血は、丸めた綿（わた）やティッシュペーパーなどで圧迫して止血を試みてください。抜けた歯を「歯の保存液」もしくは冷えた牛乳にひたすか、それらがなければ、乾燥（ぬ）させないようにラップフィルムに包んで、すみやかに歯科医師の診察を受けてください。「歯の保存液」は市販されており、学校などには常備（じょうび）されていることが多いようです。抜けた歯を持つときには付け根の部分に触れないようにします。

15 毒物（どくぶつ）

1）毒物を飲んだとき

　医薬品（いやくひん）、漂白剤（ひょうはくざい）、洗剤（せんざい）、化粧品（けしょうひん）、乾燥剤（かんそうざい）、殺虫剤（さっちゅうざい）、園芸用品（えんげいようひん）、灯油（とうゆ）などは中毒（ちゅうどく）を引き起こす原因となる物質で、その初期対応は飲んだ物質によって異なります。したがって、毒物を飲んだ場合は、水や牛乳を飲ませたり、吐（は）かせることはせず、119番通報するか医療機関を受診してください。対応に迷ったら公益財団法人日本中毒情報センターの中毒110番に相談することも可能です。そのさい、毒物の種類、

飲んだ時刻や量について情報があれば伝えてください。

・大阪中毒110番（365日24時間対応）……………… 072-727-2499

・つくば中毒110番（365日9時〜21時対応）…… 029-852-9999

2）毒物の付着

　酸やアルカリなど毒性のある化学物質が皮膚に付いたり、目に入った場合はただちに水道水で十分に洗い流してください。これにより、傷害の程度を軽くすることができます。

16 溺水

　溺れている人を救助しようとして救助者が死亡する事故を防ぐために、救助は、消防隊やライフセーバーなどの専門家に任せるのが原則です。溺れている人を見つけたら、ただちに119番（海上では118番）などで救助の専門家に通報します。水面に浮いて助けを求めている場合には、つかまって浮くことができそうな物を投げ入れてください。さらにロープがあれば投げ渡し、岸に引き寄せてください。溺れている人の体が水没したら、水没した場所がわかるように目印を覚えておきます。そして、救助の専門家が到着したらその目印を伝えます。

　浅いプールなど救助者の安全が確保できる環境であれば、救助の専門家の到着を待たずに水没した人を引き上げます。水の流れがあるところや、水底が見えなかったり水深がわからない場合は水に入らないでください。水から引き上げたら、一次救命処置の手順に従って反応や呼吸を確認してください。そのさい、水を吐かせるために溺れた人の腹部を圧迫してはいけません。

Ⅶ 救命処置における倫理と法律

1 救命処置と倫理

　市民による救命処置は、「命を慈しみ合う」「倒れている人に手をさしのべる」といった善意に基づいた行為として道徳・倫理の観点から実施されるものです。このような倫理観に基づく行動を市民が実践する社会が望まれます。

2 救命処置と法律

　善意の気持ちから救命処置を行いたいと思っても、うまくいかなかった場合に罪に問われることを恐れて、救命処置の実施を躊躇してしまう人がいます。
　わが国においては民法第698条の「緊急事務管理」の規定により、悪意または重大な過失がない限り善意の救助者が傷病者などから損害賠償責任を問われることはないと考えられています。また、刑法第37条の「緊急避難」の規定では、害が生じても、避けようとした害の程度を超えなかった場合に限り罰しないとされています。善意に基づいて、救命処置を実施した場合には、民事上、刑事上の責任を問われることはないと考えられています。しかし、諸外国における「善きサマリア人の法」のような救助者を守るための法整備を求める声もあります。
　なお、医師法第17条では、「医師でなければ、医業をなしてはならない」と定められていますが、救命の現場にたまたま居合わせた市民が救命処置を行うことは医業にはあたりません。厚生労働省は、市民によるAEDの使用は反復継続する意図がないものと認められるため、医師法違反にはならないとの見解を示しています。

3 救命の現場のストレス

　市民にとって救命の現場に遭遇することは非日常の体験であり、問題なくうまくいったとしても、多かれ少なかれ心的ストレスが生じて、不安を感じたり気分が落ち込んだりすることがあります。多くの場合、こうした症状は時間とともに軽減しますが、症状の程度が強かったり、長く続く場合は自分だけで思い悩まずに、身近な人や専門家に相談してください。サポート窓口が設置（消防本部、保健所、医療機関など）されている地域もあります。

4 人生の最終段階と救命処置

　がん・心不全などの最期や加齢により心身が衰えた状態になった場合は「静かに最期を迎えたい……」といった理由で救命処置を望まない人もいます。このような人が自宅や施設で心停止となったときに、動転した家族などにより119番通報されてしまうこともまれではありません。ひとたび要請を受けると救急隊員は救命処置を開始することが原則で、多くの場合、救命処置を続けながら病院に搬送することになります。

　そのため、あわてて救急要請されなくても済むように、あらかじめ本人が自身の人生の最終段階における医療・ケアを含めた生き方を、家族や介護関係者、かかりつけ医らとともに話し合っておくことが重要です。このようなプロセスは「アドバンス・ケア・プランニング」あるいは「人生会議」と呼ばれています。

新型コロナウイルス感染症流行期への対応

1 基本的な考え方

　新型コロナウイルスは飛沫（しぶき）、エアロゾル（ウイルスなどを含む微粒子が浮遊した空気）あるいは接触により感染するとされています。口対口人工呼吸には感染の危険があるのですが、胸骨圧迫のみでもエアロゾルを発生させる可能性があります。新型コロナウイルス感染症が流行している状況においては、すべての心停止傷病者に感染の疑いがあるものとして救命処置を実施します。

　エアロゾル感染を減らすためには、救助者はマスクを着用し、傷病者の鼻と口をマスクなどで覆うことが重要です。成人の心停止に対しては、人工呼吸は行わず、胸骨圧迫のみを継続し、AEDが到着したら電気ショックを行います。ただし、小児の心停止に対しては、講習を受けて人工呼吸の技術を身につけていて、人工呼吸を行う意思がある場合には、人工呼吸も実施してください。

2 新型コロナウイルス感染症流行期の一次救命処置（BLS）の手順

　一次救命処置（BLS）の流れを図42に示します。以下に非流行期との相違点を中心として、具体的な手順を説明します。

1）安全の確認

　まず自分がマスクを正しく着用できていることを確認します。もし、人数に余裕があるなら、通報や救命処置を行わない人は、窓をあけるなどして部屋の換気を行ったり、多人数で密集しないようにして、残った人は救急隊を誘導するなどの役を担うとよいでしょう。

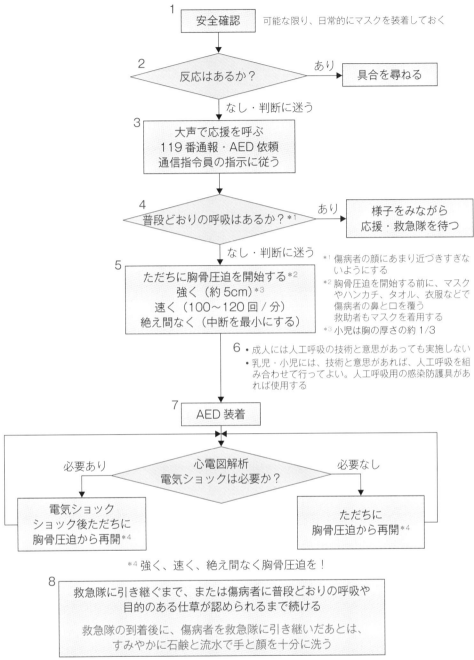

1 安全確認　可能な限り、日常的にマスクを装着しておく

2 反応はあるか？　あり →　具合を尋ねる

なし・判断に迷う

3 大声で応援を呼ぶ
119番通報・AED依頼
通信指令員の指示に従う

4 普段どおりの呼吸はあるか？*1　あり →　様子をみながら
応援・救急隊を待つ

なし・判断に迷う

5 ただちに胸骨圧迫を開始する*2
強く（約5cm）*3
速く（100～120回/分）
絶え間なく（中断を最小にする）

*1 傷病者の顔にあまり近づきすぎないようにする
*2 胸骨圧迫を開始する前に、マスクやハンカチ、タオル、衣服などで傷病者の鼻と口を覆う
救助者もマスクを着用する
*3 小児は胸の厚さの約1/3

6 ・成人には人工呼吸の技術と意思があっても実施しない
・乳児・小児には、技術と意思があれば、人工呼吸を組み合わせて行ってよい。人工呼吸用の感染防護具があれば使用する

7 AED装着

必要あり ←　心電図解析
電気ショックは必要か？　→ 必要なし

電気ショック
ショック後ただちに
胸骨圧迫から再開*4

ただちに
胸骨圧迫から再開*4

*4 強く、速く、絶え間なく胸骨圧迫を！

8 救急隊に引き継ぐまで、または傷病者に普段どおりの呼吸や
目的のある仕草が認められるまで続ける

救急隊の到着後に、傷病者を救急隊に引き継いだあとは、
すみやかに石鹸と流水で手と顔を十分に洗う

図42　主に市民が行う新型コロナウイルス感染症流行期の一次救命処置（BLS）の手順

新型コロナウイルス感染症対応における変更点を赤字で示した
AED：自動体外式除細動器
〔JRC蘇生ガイドライン2020より引用〕
（転載時は上記からの引用として許諾を得てください）

2）反応の確認

顔をあまり近づけすぎないようにして、傷病者の肩をやさしくたたきながら大声で呼びかけます。

3）119番通報とAEDの要請

非流行期と同様に対応します。AEDの使用によってエアロゾルが発生し感染するリスクは高くありません。

4）呼吸の観察

呼吸を確認するさいに、顔をあまり近づけすぎないようにします。

5）胸骨圧迫

傷病者がマスクを着用していれば、外さないでそのままにして胸骨圧迫を開始してください。マスクを着用していなければ、胸骨圧迫を開始する前に、マスクやハンカチ、タオル、衣服などで傷病者の鼻と口を覆います。

6）人工呼吸

成人に対しては、人工呼吸は行わず胸骨圧迫だけを続けます。小児に対しては、講習を受けて人工呼吸の技術を身につけていて、人工呼吸を行う意思がある場合には、胸骨圧迫に人工呼吸を組み合わせます。その場合、お互いのマスクを外します。もし人工呼吸用の感染防護具があれば使用してください。人工呼吸を行うことにためらいがある場合には、胸骨圧迫だけを続けます。

7） AEDの使用

AEDの使用方法は非流行期と同様です。

8） 救急隊員への引き継ぎ後の対応

傷病者を救急隊に引き継いだあとは、すみやかに石鹸_{せっけん}と流水で手と顔を十分に洗ってください。アルコールで手を消毒するのも有効です。手を洗うか消毒するまでは不用意に首から上や周囲を触_{さわ}らないようにしましょう。傷病者に使用したマスクやハンカチなどは、直接触れないようにして廃棄_{はいき}することが望まれます。

なお、日本蘇生協議会は「新型コロナウイルス感染症への対応の図説」をわかりやすいイラストにまとめています。

https://www.japanresuscitationcouncil.org/inhos-cov19-manual/

一般財団法人日本救急医療財団
心肺蘇生法委員会委員名簿

(R3.7)

イラスト制作　L&Kメディカルアートクリエイターズ株式会社

〔改訂6版〕
救急蘇生法の指針2020（市民用）

定価（本体価格500円＋税）

1993年 8 月30日	第 1 版第 1 刷発行	
1998年 3 月 1 日	第 1 版第 5 刷発行	
2001年 5 月30日	第 2 版第 1 刷発行	
2005年 1 月14日	第 2 版第 4 刷発行	
2006年 6 月30日	第 3 版第 1 刷発行	
2008年 5 月 7 日	第 3 版第 4 刷発行	
2011年10月25日	第 4 版第 1 刷発行	
2015年 3 月30日	第 4 版第 4 刷発行	
2016年 3 月31日	第 5 版第 1 刷発行	
2021年 1 月12日	第 5 版第 4 刷発行	
2021年 9 月27日	第 6 版第 1 刷発行	

監　　修　日本救急医療財団心肺蘇生法委員会
発 行 者　佐 藤 　枢
発 行 所　株式会社 へるす出版
　　　　　〒164-0001　東京都中野区中野 2 - 2 - 3
　　　　　Tel. 03-3384-8035（営業）03-3384-8155（編集）
　　　　　振替 00180-7-175971
　　　　　http://www.herusu-shuppan.co.jp
印 刷 所　広研印刷株式会社

©2021, Printed in Japan　　　　　　　　　　　　　　〈検印省略〉
落丁本，乱丁本はお取り替えいたします
ISBN 978-4-86719-027-2